AF319944

RECHERCHES

EXPÉRIMENTALES

PARIS. — IMP. VICTOR GOUPY, RUE GARANCIÈRE, 5.

RECHERCHES

EXPÉRIMENTALES

SUR LE

RÔLE PHYSIOLOGIQUE ET THÉRAPEUTIQUE

DE LA

PANCRÉATINE

PAR TH. DEFRESNE

PHARMACIEN DE PREMIÈRE CLASSE, EX-INTERNE DES HOPITAUX,
LAURÉAT DE L'ÉCOLE DE PHARMACIE.

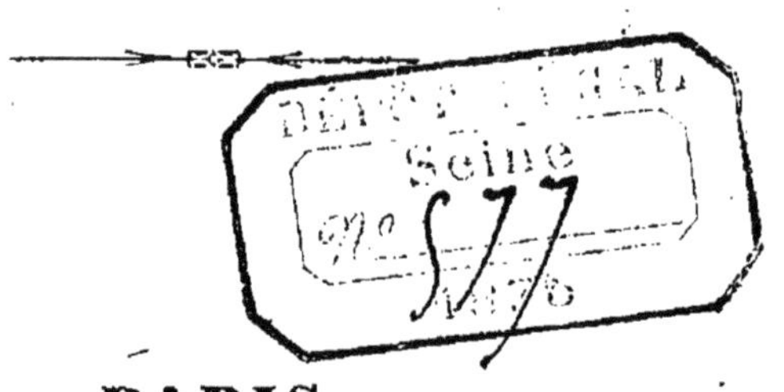

PARIS

A. DELAHAYE, LIBRAIRE-ÉDITEUR.

Place de l'École-de-Médecine.

—

1875

PRÉFACE

La digestion est la première fonction de la vie organique. Elle préside en souveraine au développement et à la conservation des êtres, et plus le rang qu'ils occupent sur l'é-chelle animale est élevé, plus les moyens employés par la nature pour assurer en eux cette opération fondamentale, deviennent variés et intéressants.

Chez l'homme, par exemple, qui occupe le plus haut degré de la série zoologique, la nature a créé la SALIVE, pour liquéfier et saccharifier les fécules ; le SUC GASTRIQUE, pour dissoudre les albumines végétales et animales ; la BILE, pour émulsionner les corps gras. Mais, dans la prévision que les sécrétions salivaires et stomacales ne suffiraient pas toujours à la tâche ; que la bile elle-même, tout en divisant la graisse, ne la rendrait pas facilement combustible, elle a disposé au devant du duodénum, le SUC PANCRÉATIQUE, dont la mission est de réviser toute la digestion, de venir en aide, voire même de suppléer, aux autres sécrétions lorsqu'elles seraient surmenées ou défaillantes.

Le suc pancréatique n'a pas seulement la propriété d'émulsionner les corps gras, à l'instar de la bile ; il les décompose en outre en glycérine et acides gras qui, plus simples dans leur composition, deviennent d'une assimilation plus facile et d'une combustibilité plus certaine : tel est le *Rôle physiologique de cette sécrétion*.

Vers la fin du XVIIIe siècle, Spallanzani (1), par des expériences restées célèbres, fit oublier l'acide volatil, les sels et les esprits subtils, invoqués dans les siècles précédents pour expliquer la digestion ; ses travaux imprimèrent un grand essor à l'étude de cette fonction. Toutefois, longtemps encore, la digestion stomacale fut seule étudiée ; les mots *estomac* et *digestion* exprimaient, dans le langage de l'époque, des idées à peu près identiques. La digestion duodénale, plus difficile à prendre sur le fait, restait ignorée. Au commencement de ce siècle, Tiedmann, Gmelin, tracèrent la voie que suivirent successivement Eberlé, Magendie, Rayer et Cl. Bernard, dont les remarquables travaux sur la transformation des corps gras, sous l'influence du suc pancréatique, agrandirent le champ de nos études. Enfin MM. Bouchardat et Sandras, Donders, Corvisart, établirent que le suc pan-

(1) *Expériences sur la digestion.* Genève, 1783.

créatique avait une large part dans la saccharification de l'amidon et dans la digestion de
l'albumine.

Si, à l'heure où nous écrivons, les études
sur le suc pancréatique ne sont pas au-dessus
de toute controverse, on en trouvera la cause
dans le fait que ces éminents physiologistes,
captivés par l'*une* des propriétés si remarquables de ce suc, passèrent les autres sous
silence, ou, du moins, ne les envisagèrent, à
tort, que comme accessoires.

I

ROLE PHYSIOLOGIQUE

DE LA

PANCRÉATINE

———

Le suc pancréatique provient du Pancréas, glande placée au-dessous de l'estomac et déversant, par deux canaux distincts, le produit de sa sécrétion dans le duodénum. Une similitude apparente de structure avec les glandes parotides lui a valu, de la part des premiers observateurs, la dénomination de *glande salivaire abdominale*.

L'étude de ses propriétés date de notre siècle : Tiedmann et Gmelin (1) émirent l'idée que les aliments non digérés dans l'estomac,

(1) *Recherches expérimentales sur la digestion.* Traduction de Jourdan. 2 vol. in-8°. Paris, 1827.

l'étaient dans l'intestin grêle; ils donnèrent du suc pancréatique du chien l'analyse suivante :

Eau......................	91.72	
Mat. albuminoïdes et sels insolubles dans l'alcool,	3.55	Ferment pancréatique, phosphate de chaux.
Matières solubles et sels solubles dans l'alcool..	3.86	Albuminose, chlorure de calcium, lactate de soude.
Matières solubles dans l'eau et sels solubles dans l'eau.............	1.53	Chlorure de sodium, lactate de chaux.

Purkinje et Pappenheim, en 1836 (1), remarquèrent que l'infusion acidulée du tissu pancréatique constituait un dissolvant énergique des matières albuminoïdes.

Magendie et Rayer (2), Claude Bernard (3), constatèrent que le suc pancréatique était al-

(1) *Zur Kenntniss der Verdauung im Gesunden und Kranken Zustand.* (De la digestion dans l'état sain et l'état pathologique.)

(2) *Comptes rendus de l'Acad. des Sciences.*

(3) *Recherches sur les usages du suc pancréatique dans la digestion.— Annales de chimie,* XXV, 1845.

calin et qu'il transformait l'amidon en sucre. Mais Claude Bernard, ainsi que nous le verrons, ne s'arrêta pas à cette propriété, que partage également la salive.

MM. Bourchardat et Sandras (1) insistent sur la propriété remarquable dont jouit le suc pancréatique de saccharifier les fécules.

Lenz, en 1850, confirme cette propriété, dont l'importance est rendue manifeste par les travaux de M. Donders (2). Cet habile expérimentateur pratiqua une fistule au-dessous du pylore sur un chien nourri de pain et recueillit un chyme chargé d'amidon, tandis qu'un autre sujet, pareillement nourri de pain, n'en laissa apparaître aucune trace dans ses excréments.

Eberlé, en 1834, fut le premier qui signala l'action du suc pancréatique sur les graisses.

(1) *Annuaire de thérapeutique*, 1843, p. 271.

(2) *Die Nahrungstoffe.* Traduit du hollandais en allemand par Bergrath. Crefeld, 1853, in-8°.

Claude Bernard (1), après avoir étudié les propriétés physiques et chimiques du suc pancréatique *sain*, fait ressortir une propriété nouvelle et caractéristique de ce suc, celle d'émulsionner les corps gras en les dédoublant en acides gras et en glycérine.

MM. Bouchardat et Sandras (2), Lenz (3), Frerichs (4), Bidder et Schmidt (5), sans nier l'action émulsive du suc pancréatique sur les graisses, ne croient pas à leur dédoublement ; cependant, comme nous le verrons plus loin, le fait est irrécusable et sa démonstration expérimentale facile.

Nous avons vu Purkinje et Pappenheim si-

(1) *Ibid.* — *Annales de chimie*, XXV, 3ᵉ part., 1846. — *Cours de physiologie professé au Collége de France*, 1855-1856. 2 vol. in-8°.

(2) *Annuaire de thérapeutique*, 1845, p. 238.

(3) *De adipis concotione*, etc. Milaviæ, 1850.

(4) Article *Verdauung*, dans *Wagner's Handwœrterbuch der Physiologie*, 1857.

(5) *Traité des maladies du foie*. Traduction française de Duménil et Pellagot, 1852.

gnaler, dès 1836, l'action du suc pancréatique acidulé sur l'albumine. Donders, en 1853, après avoir démontré l'action du suc pancréatique sur l'amidon, prouva qu'il attaquait énergiquement l'albumine.

Enfin M. L. Corvisart (1) se livra à une longue série de travaux à ce sujet.

Keferstein et Hallawachs (2) contredirent ces derniers travaux; mais ils expérimentaient dans un milieu alcalin avec du suc pancréatique, qu'ils n'avaient pas eu la précaution de rendre acide.

Brinton (3), reprenant les travaux de L. Cor-

(1) *Sur une fonction peu connue du pancréas.* — *Gazette hebdom.*, 1857, et : *Fonction énergique du pancréas sur les aliments azotés.*—*Gazette hebdomadaire de médecine*, 1860.

(2) *Ueber die Einwirkung des Pancreatischen saftes auf Eiweiss* (De l'action du suc pancréatique sur l'albumine). — *Nachrichten von der Universität zu Göttingen*, n° 14, 1858.

(3) *Observations on the action of the pancreatic juice on albumen.* — *Dublin Quaterly Journal of medical science*, août 1859.

visart, reconnut l'action du suc pancréatique sur l'albumine. Meissner (1) étudia cette
question avec beaucoup de soin; il se servit
du suc pancréatique obtenu tour à tour par
fistule ou par infusion. Après plusieurs résultats contradictoires, cet auteur établit
que le suc pancréatique en contact avec de
l'albumine, naturellement alcaline, donnait
lieu à une fermentation putride; qu'agissant,
au contraire, dans un milieu faiblement acidulé, il obtenait, comme Purkinje et Pappenheim l'avaient constaté un quart de siècle
auparavant, un effet digestif considérable.

Tous ces travaux contribuèrent à jeter
quelque clarté sur les affections du pancréas,
alors si peu connues. M. Eisenmann (2) pu-

(1) *Ueber die Verdauung der Eiweisskörper* (de la
digestion des matières albuminoïdes), dans *Amtlicher
Bericht über die* 34te *Versammlung Deutscher natur-
forscher in Carlsruhe*, 1859, p. 226; et dans *Zeit-
schrift für rationelle Medicin* de Henle, 1859; *ibid.*,
t. X, 1860; *ibid.*, t. XII, 1861, et t. XIV, 1862.

(2) *Annales de médecine de Prague.*

blia sept observations de maladies du pancréas : la glande, à l'autopsie, était plus ou
moins complètement détruite, et chez tous
les sujets, la maladie avait été surtout carac-
térisée par un amaigrissement considérable
et des selles graisseuses.

Dès 1863, Van den Corput (1) avait fait usage
du suc pancréatique et de la pancréatine dans
un cas de dégénérescence soupçonnée du pancréas. Plus tard, le même auteur (2) adminis-
trait la Pancréatine dans quelques dyspepsies
avec pyrose et digestion incomplète des fécules et des matières grasses.

En 1869, le docteur Langdon Down (3) com-
muniquait à la « Clinical Society » de Londres
deux observations où l'emploi d'extrait pancréatique, associé en quantités égales à la
poudre de Malt, avait donné des résultats très-

---

(1) *Union pharmaceutique*, V^e année, 1864, p. 46.
(2) *Union médicale*, 3e série, t. VIII, 1869, p. 129.
(3) *Medical Press and Circular*, 24 mars 1869.

remarquables. L'une de ces observations, re-produite in-extenso par l'*Union médicale* (1), mérite d'être lue avec attention. Le cas dont il s'agit, caractérisé par des garde-robes grais-seuses, était compliqué de glycosurie, et néanmoins la guérison fut obtenue.

D'après une *Note sur le suc pancréatique*, lue à l'Académie de médecine (2) par M. le docteur Chauvin, professeur de physiologie à Lyon, et M. Morat, externe des hôpitaux de la même ville, de remarquables résultats cliniques auraient été obtenus à l'aide du jus et de l'extrait pancréatique.

(1) *Union médicale*, 3e série, t. VII, 1869, p. 780.
(2) *Bull. Acad. de médecine*, t. XXXIV, 1869, p. 685.
— *Union médicale*, 3e série, t. VIII, 1869, p. 295.

Nous inspirant des travaux de nos devanciers, nous avons entrepris de les compléter et de faire passer la sécrétion pancréatique du domaine de l'étude scientifique, dans celui de la thérapeutique.

Si le principe actif du suc pancréatique (pancréatine), n'est pas entré plus tôt dans la pratique médicale, il faut en rechercher la cause dans son altérabilité. A ce premier obstacle, ajoutons la difficulté d'obtenir ce suc, pour l'extraction duquel aucun mode pratique n'existe actuellement dans la science. Sans nul doute, c'est aux mêmes causes qu'il faut attribuer les contradictions signalées parmi les expérimentateurs.

En été, cinq ou six heures suffisent pour corrompre le suc pancréatique, ou une solution de pancréatine ; l'un et l'autre se modifient sensiblement, s'ils sont exposés pendant une demi-heure à une température de 50°. Enfin, l'altération est d'autant plus profonde, d'autant plus rapide, que la température se rapproche de 60°, comme le démontrent les expériences du tableau ci-contre.

Mais si la conservation du suc pancréatique en solution présente des difficultés insurmontables, il n'en est plus de même lorsqu'il est desséché. Sous cette forme, il prend le nom de PANCRÉATINE, peut se conserver indéfiniment et subir, sans s'altérer, les variations de la température.

Pour démontrer ce fait nous répétâmes trois des expériences dont nous venons de parler, employant à cet usage une Pancréatine identique, seulement :

La partie qui servit à l'expérience 2 avait été préalablement maintenue à 50° à l'état sec pendant 1 heure.

Celle qui servit à l'expérience 3 avait été préalablement maintenue à 55° à l'état sec pendant 1 heure.

Et enfin celle qui servit à l'expérience 4 avait été préalablement maintenue à 60° à l'état sec pendant 1 heure.

PANCRÉATINE EMPLOYÉE	EAU	Températures que les solutions pancréatiques ont préalablement subi pendant une demi-heure.	ALBUMINE EMPLOYÉE	Liqueur acide (1) rendant le milieu un peu acide.	RÉSIDU ESTIMÉ EN ALBUMINE SÈCHE	ALBUMINE DIGÉRÉE	OBSERVATIONS
1 gr.	60 gr.	20°	35 gr.	1 cc. 8	0 gr.665	30 gr.	La digestion est continuée 10 h. à 38°.
1	60	50°	35	1 8	1 20	26	—
1	60	55°	35	1 8	2 12	19	1 cc. 8 liq. acide saturent : 1° l'alcalinité de l'albumine; et,
1	60	60°	35	1 8	3 45	9	2° rendent le milieu
0	60	20°	35	1 8	4 66	0	faiblement acide.

(1) Liqueur acide { 100 gr. acide pyroligneux à 7° / 600 gr. eau distillée } équivalant à 28 g. 01 acide sulfurique pur.

Ces trois expériences furent faites simultanément et la digestion se prolongea 10 heures à 38°; dans chacune d'elles, il disparut la même quantité d'albumine, soit 30 *fois le poids de Pancréatine employée.*

Il est d'une importance capitale, on le voit, de soustraire le suc pancréatique à l'action de l'eau et de la chaleur réunies.

En cherchant à atteindre ce résultat, il nous vint à l'idée d'utiliser la propriété dont jouit l'éther de conserver, sans altération, les principes albuminoïdes. Nous constatâmes que le suc pancréatique, mélangé à une quantité d'éther représentant la moitié de son volume, conservait ses propriétés, trois semaines et au-delà, sans altération. Le problème se trouvait résolu : c'est sur cette propriété de l'éther que nous nous basons aujourd'hui pour extraire la Pancréatine. Les pancréas frais, étant broyés, sont placés avec l'éther dans un récipient ; le tout est soumis à une température de 45° pendant 24 heures. Après ce laps de temps, les

parties glandulaires se trouvent complètement résolues en suc, pancréatique, tandis
que le tissu fibreux flotte à la surface du liquide. Ce suc pancréatique éthéré est ensuite
évaporé, dans l'espace d'une heure, sous l'influence d'un fort courant d'air à la température de 40°.

La Pancréatine obtenue par notre procédé
se convertit en une poudre jaune pâle, très-
soluble dans l'eau, d'une saveur franche et
animalisée ; sa solution est visqueuse, comme
le suc pancréatique lui-même ; elle se prend
en masse par la chaleur, comme du blanc
d'œuf. L'alcool précipite la solution de Pancréatine ; le précipité, soluble dans l'eau, est
le ferment pancréatique, tandis que la partie
liquide est inerte.

La Pancréatine est détruite vers 70°.

Les acides et les alcalis énergiques altèrent
la pancréatine en solution ; les acides et les
alcalis peu concentrés la troublent momentanément, mais elle redevient limpide si l'on

rend le milieu, ou plus faiblement acide, ou
plus faiblement basique. Cette propriété du
suc pancréatique en présence des acides et
des bases, demeurée jusqu'ici inaperçue, rappelle celle du suc gastrique, qui n'agit pas
dans un milieu neutre ou alcalin, mais reprend toute son activité si le milieu est rendu
de nouveau acide. Elle est d'ailleurs d'une
nécessité physiologique ; car, en débouchant
dans le duodénum, le suc pancréatique opère
sa jonction immédiate avec la bile fortement
alcaline (le canal de Wirsung enveloppant,
comme l'on sait, le canal cholédoque) ; il
rencontre ensuite le chyme très-acide, jusqu'à
ce qu'enfin, du mélange intime de ces divers
fluides, résulte un milieu peu acide, où le ferment retrouve et déploie toute son activité.

Les sels alcalins n'altèrent pas la Pancréatine et n'entravent pas son action.

Les sels métalliques et le tannin précipitent
le ferment pancréatique en s'y combinant.

ACTION DE LA PANCRÉATINE SUR LES ALIMENTS AZOTÉS.

La Pancréatine digère les aliments azotés et les transforme, comme le fait le suc gastrique, en albuminose ou peptone, incoagulable par la chaleur et soluble dans l'alcool. Quel que soit l'aliment azoté, quel que soit le ferment qui le transforme, l'albuminose ou peptone, qui est le résultat de la digestion, passe au rouge groseille sous l'influence de la liqueur cupro-potassique, formule des Hôpitaux (1).

La digestion ne s'opère bien que dans un milieu faiblement acide ; dans un milieu alcalin, ainsi que l'ont démontré les expériences de Meissner, elle devient putride et d'une

		gr.
(1) Liqueur cupropotassique des hôpitaux.	Potasse caustique.	450
	Crème de tartre. .	240
	Sulfate de cuivre..	60
	Eau distillée. . . .	1200

odeur repoussante. Des expérimentateurs qui ont cru devoir mettre en doute le fait, raisonnent sur ce que, en introduisant de la bile au milieu de la digestion, celle-ci ne devient pas putride ; mais ils perdent de vue que la bile qui entre dans leurs expériences est acide, car elle provient en général d'animaux de boucherie qui sont toujours abattus à jeun.

La Pancréatine, comme du reste la Pepsine et la Ptyaline, tout en agissant sans rien perdre ni rien céder, a une action limitée :

Un gramme digère indistinctement. .
- 120 gr. de fibrine.
- 45 gr. de viande fraîche, ou
- 30 gr. d'albumine cuite.

Dans nos expériences, nous donnons la préférence à l'albumine cuite, comme étant plus homogène que le tissu musculaire et ne contenant pas, comme ce dernier, de la graisse et des aponévroses en quantité variable. Les liqueurs digérées sont incoagulables par la chaleur et l'alcool ; le résidu non attaqué est facilement appréciable, à la balance. Si, au contraire, nous opérons avec la fibrine, la dissolution est tellement chargée de fibrine liquide ou fibrine caséiforme, que le tout se prend en masse par la chaleur. Dans ce cas la balance ne donne plus que des indications inexactes.

M. L. Corvisart (1), ainsi que nous l'avons dit plus haut, a étudié l'action du suc pancréatique sur les aliments azotés. Tout en reconnaissant l'action énergique de ce suc sur l'albumine, cet observateur croit à une incompatibilité entre le suc gastrique et le suc pancréatique. Expérimentateur habile, il pèche par l'interprétation des faits qui découlent de ses expériences trop restreintes.

En contrôlant les résultats auxquels M. Corvisart est arrivé, nous fîmes usage de pancréatine digérant 30 fois son poids d'albumine. Pour obtenir du suc gastrique, nous eûmes la

(1) *Gazette hebdomadaire*, 1857 et 1860.

pensée.d'utiliser un chien qui fut sacrifié, afin de nous assurer de la réaction de la bile au moment de la digestion; mais deux heures après son repas, composé de viande bouillie, le bol alimentaire était à peine attaqué et peu acide.

Quand on se rappelle que, dans les phénomènes de la digestion, les ferments se présentent avec des propriétés qui se modifient selon le régime de l'animal, on en est à se demander si une conclusion tirée de l'animal à l'homme, est toujours exempte de critique. En vue d'opérer dans de meilleures conditions, nous nous constituâmes sujet d'expérience, et à l'aide d'ipécacuanha, administré en temps opportun, nous obtînmes du suc gastrique dont nous pûmes varier la nature à volonté.

Une première fois, quatre heures après un repas complet, alors que la balance annonçait qu'une partie du chyme élaboré avait déjà franchi le pylore, une masse semi-liquide fut obtenue, contenant encore des débris de muscles très-reconnaissables, quelques fragments de pain, des débris végétaux non encore attaqués et de l'amidon sensible à la teinture d'iode.

A l'aide du polarimètre, dont le plan de polarisation est, comme l'on sait, dévié à gauche par la glycose et l'albuminose, nous sommes arrivé à établir, qu'après un repas varié et abondant, le tiers au moins des aliments amylo-azotés échappait à l'action de la salive et du suc gastrique.

Le tableau suivant (p. 28) résume ces expériences.

Si nous saisissons bien l'esprit de nos expériences, nous pouvons dire que, dans l'expérience 1re, en saturant complétement l'acidité du chyme, nous avons arrêté toute action ultérieure du suc gastrique, et la digestion, au sortir de l'estomac, est donnée par 5°.

Dans l'expérience 2, le suc gastrique, mêlé au chyme, a continué son action neuf heures

EXPÉRIENCES	CHYME	21 cc. 07 liqueur alcal. (1) saturent compl. 257 gr. de chyme.	PANCRÉATINE AJOUTÉE	N. B.	Le saccharimètre marque :	OBSERVATIONS
1	257 gr.	24 cc. 07	»	Après 9 heures passées à l'étuve 38°, les produits de ces trois digestions sont filtrés, décolorés et ramenés au volume primitif.	5°	Aliments absorbés et gardés quatre heures :
2	257	»	»		7°	1 pigeon. . . . . 90 gr. Pain. . . . . 250 Pois cassés. . . . 100 Salade. . . . . . . 15 } 955 gr. Vin de Bordeaux. 400 Eau. 100
3	257	20 cc.	2 gr. 50		9°	Le chyme rendu pesait 771 gr.; il fut divisé en trois parts égales.

(1) Liqueur alcaline { 20 gr. soude caustique,
650 gr. eau distillée.

encore à une température de 38°, et la digestion est devenue 7°.

Dans l'expérience 3, le suc gastrique, mêlé au chyme, n'a sensiblement pas plus continué son action que dans l'expérience 1ʳᵉ, à cause du peu d'acidité du milieu, et la Pancréatine, elle, se trouvant dans un milieu très-peu acide, a agi sur les aliments non encore attaqués, et fait monter la digestion de 5° à 9°.

Une deuxième fois, le bol alimentaire fut obtenu après trois heures de travail stomacal.

Une troisième fois, n'ayant pris à notre repas que 200 grammes de viande rôtie et 300 grammes d'eau, nous rendîmes, au bout de deux heures, une masse liquide dans laquelle on ne retrouvait que quelques tendons et des aponévroses. En la soumettant à l'action de la Pancréatine on reconnaissait que toute la viande avait été digérée par le suc gastrique.

Une quatrième fois, enfin, l'estomac étant vide de la veille, nous absorbâmes 50 grammes de *Sinapis alba,* humectée d'eau distillée;

au bout d'une heure nous obtînmes, toutes déductions faites, 300 grammes de suc gastrique pur, de couleur légèrement citrine et faiblement coagulable par la chaleur; la graine de moutarde fut retrouvée intacte.

Dans ces quatre expériences, variées comme on l'a vu, nous dosâmes l'acidité du suc gastrique, soit pur comme dans l'expérience 4, soit mélangé à de l'albuminose seule, comme dans l'expérience 3, soit enfin mélangé au chyme amylo-azoté comme dans les expériences 1 et 2.

Les résultats sont consignés dans le tableau ci-contre.

On peut se convaincre par ce qui précède que l'acidité de l'estomac n'est pas le résultat d'une fermentation; dans les conditions normales, elle est le produit de l'acidité du suc gastrique et des acides étrangers fournis par l'alimentation.

Quant à l'activité du suc gastrique, dans ces quatre expériences, nous l'avons trouvée

SUC GASTRIQUE FILTRÉ obtenu de l'	100 cc. suc gastrique sont saturés par les volumes suivants de liqueur alcaline (1).	100 cc. suc gastrique correspondent à.... acide sulfurique pur.	100 gr. suc gastrique digèrent albumine.	OBSERVATIONS
Expérience 1	8 cc. 00	0 gr. 30	7 gr. 60	L'acidité du chyme est voisine de celle du suc chymeux filtré.
Expérience 2	8 14	0 29	7 75	
Expérience 3	7 75	0 276	8 25	Les digestions ont duré dix heures à 38°.
Expérience 4	6 35	0 225	7 50	

(1) Liqueur alcaline. Voir ci-dessus, p. 28.

sensiblement la même, de telle sorte que 100 ^{cc}. de suc gastrique, pur ou impur, peuvent digérer de 7 gr. 50 à 8 gr. 25 d'albumine. Si le suc gastrique pur, employé dans l'expérience 4, semble le moins actif, c'est qu'il était moins acide ; en outre, l'albumine, naturellement alcaline, est encore venue baisser son acidité.

On peut déduire des expériences ci-dessus :

1° Que le suc gastrique complexe est sécrété, peu à peu et d'une manière régulière, au fur et à mesure que les premières quantités ont épuisé leur activité ;

2° Que la sécrétion du ferment gastrique est indépendante de la sécrétion acide, d'où il s'ensuivrait que la sécrétion acide seule varie sous l'influence des injections alcalines ou acides.

Enfin nous avons remarqué aussi que l'activité du suc gastrique peut être paralysée au point de disparaître complétement, si l'acidité devenait nulle, pour reparaître à nouveau lorsque les conditions redeviennent normales.

Si maintenant l'on double, ou même si l'on quadruple l'acidité du suc gastrique, l'activité de ce dernier, loin d'en souffrir, en est exaltée sinon accélérée; c'est ce que démontrent les expériences qui font l'objet du tableau de page 34.

Après avoir rassemblé tous les éléments de la question qui nous occupe, nous établîmes plusieurs séries d'expériences qui se trouvent résumées dans le tableau de page 35.

En comparant les expériences 2 et 4, nous voyons que la Pancréatine semble perdre un tiers de son activité dans le suc gastrique; mais cette perte n'est qu'apparente et occasionnée momentanément par la grande acidité du suc gastrique, ce que démontre l'expérience 3, où la Pancréatine agit sur l'albumine dans un milieu aqueux, ayant l'acidité du suc gastrique.

EXPÉRIENCES	SUC GASTRIQUE PUR	Liqueur alcaline (1), 6 cc. 35 saturent 100 cc. suc gastrique.	0 gr. 225 ac. (2) sulfurique donnent l'acidité de 100 cc. suc gastrique.	ALBUMINE NEUTRE	RÉSIDU SEC	ALBUMINE DIGÉRÉE	OBSERVATIONS
1	100 cc.	00	00	30 gr.	3 gr. 00	7 gr. 50	Le suc gastrique employé est celui de l'expérience 4 précédente (p. 34).
2	100	00	0 gr. 225 × 4	30	2 35	9 50	
3	100	6 cc. 25	00	30	3 66	2 55	
4	Eau 100	00	0 gr. 225	30	4 00	Pas.	

(1) Liqueur alcaline. Voyez page 28.
(2) Remplacés par liqueur acide équivalente, p. 19.

EXPÉRIENCES	SUC GASTRIQUE	Chaque 40 gr. d'eau contient 0 cc.3 liqueur acide (p. 19).	PANCRÉATINE	0 gr.225 SO^4HO donnent l'acidité do 40 cc. suc gastrique.	ALBUMINE NEUTRE	Après 4 heures digest. Bile alcaline Q. S.	RÉSIDU SEC	ALBUMINE DIGÉRÉE	OBSERVATIONS
1	40 gr	00	00	00	5 gr.	00	0 gr.239	3 gr.20	L'acide sulfurique est remplacé par l'équivalent d'une solution acide (p. 19). -
2	00	40 gr.	1 gr.	00	35	00	0 665	30 gr.	
3	00	40 gr.	1 gr.	0 gr.225	35	00	2 023	19 gr.80	
4	40 gr.	00	1 gr.	00	35	00	1 597	19 g.80 + 3 g.20	On dose préalablement la capacité alcaline de la bile provenant d'un animal abattu en pleine digestion.
5	40 gr.	00	1 gr.	00	35	Q. S.	0 24	30 gr. + 3 gr.20	
6	0 0	40 gr.	00	0 gr.225	35	00	4 66	Rien.	

L'expérience 5 établit, d'une manière évidente, que cette action des acides sur la Pancréatine n'est que passagère ; car, aussitôt que la bile alcaline vient en saturer l'excès, la digestion se continue et, suc gastrique et pancréatine épuisent leur activité réciproque sur l'albumine.

Ces expériences, simples et physiologiques, dont les résultats sont si nets, nous expliquent la digestion stomacale et la digestion duodénale.

Sans parler du rôle important de la mastication, il y a la salive pour imbiber les aliments et faciliter leur déglutition ; arrivés dans l'estomac, ceux-ci déterminent, par leur seule présence, un afflux de suc gastrique qui les pénètre de toutes parts. La salive continue dans cet organe son action sur l'amidon ; la pepsine dissout les matières albuminoïdes, préalablement gonflées par la chaleur et l'acidité du milieu ; ce qui échappe à ces deux ferments n'est plus qu'une matière pultacée, semi-liquide, qui franchit le pylore. La digestion se continue et se complète dans le duodénum ; la bile alcaline, qui y afflue en abondance, tempère la grande acidité du chyme, qu'elle laisse faiblement acide et émulsionne simultanément, sans la modifier, une certaine proportion de graisse. C'est à ce moment que survient le suc pancréatique pour réviser le chyme : digérer l'albumine, saccharifier les fécules, émulsionner et dédoubler les corps gras, qu'il rend assimilables.

Le chyme formé, l'assimilation commence.

L'état chimique du tube intestinal joue donc un grand rôle dans l'acte de la digestion. En effet, si l'on se rappelle : que la pepsine, ferment du suc gastrique, perd de son activité dans un milieu où l'acidité n'est pas suffisante ; que la Pancréatine, ferment du suc pancréatique, n'agit vite et complétement que dans un milieu à peine acide, l'on comprendra sans peine, que, de cette opposition dans les propriétés des deux agents les plus actifs de la digestion, résulte un certain équilibre nécessaire, entre l'acidité sécrétée par l'estomac et l'alcalinité apportée par la bile dans le duodénum.

Le rapport entre ces deux facteurs est-il détruit par une cause quelconque, on voit aussitôt apparaître : soit une dyspepsie résultant d'une acidité défectueuse du suc gastrique, improprement appelée *dyspepsie alcaline*, laquelle se fait sentir dans les premiers temps de la digestion ; soit une dyspepsie résultant d'une acidité trop grande du suc gastrique, n'apparaissant que deux à quatre heures après le repas, et connue sous le nom de *Pyrosis*.

Le mécanisme de ces dyspepsies est facile à saisir. Nous avons montré (p. 31) que dans les conditions normales, l'acidité de 100 ^{cc} de suc gastrique pur et celle de 100 ^{cc} de chyme, étaient très-voisines, puisque, dans le premier cas, elle équivaut à 0,23 d'acide sulfurique et dans le second, à 0,30 du même acide. Nous savons, en outre, que l'acidité devenant trop faible, le suc gastrique est paralysé et son activité à peu près nulle. Si donc l'estomac ne secrète pas assez d'acide, il arrivera que la désagrégation des aliments azotés, leur chymification en un mot, sera lente et pénible et qu'une dyspepsie en sera le résultat.

Le plus souvent, le suc gastrique pèche par excès d'acidité, auquel cas les aliments amylacés sont mal supportés, tandis que la viande, au contraire, est parfaitement digérée. Le mécanisme de cette dyspepsie est d'une grande simplicité. Nous avons vu que le rôle du suc gastrique était de chymifier, de digérer en tout ou en partie le bol alimentaire azoté ; nous avons vu aussi que cette sécrétion, rendue quatre fois plus acide qu'à l'état normal, bien loin de perdre de ses forces, semblait en trouver de nouvelles. Sous l'influence d'une hypersécrétion d'acide, la chymification des matières azotées est accélérée, mais déjà la salive, sans être détruite, perd peu à peu de son activité, à mesure que le milieu devient plus acide. Les aliments amylacés subissent donc un léger retard dans leur élaboration. Lorsque le travail stomacal est avancé, le pylore laisse peu à peu passer le chyme, et la bile fait effort pour en saturer la plus grande partie, afin de faciliter l'action du suc pancréatique. Ne pouvant y parvenir, l'action du suc pancréatique devient languissante, la digestion traîne en longueur, l'économie en travail s'efforce de sécréter de la bile alcaline, les douleurs se font sentir, la dyspepsie est confirmée.

ACTION DE LA PANCRÉATINE SUR L'AMIDON.

Ainsi que l'ont démontré Bouchardat et Sandras, le suc pancréatique, et par conséquent la Pancréatine, transforme l'amidon en glycose. Magendie, Rayer et Claude Bernard reconnurent tour à tour ce fait sans y attacher d'importance. Mais Donders, en poursuivant les mêmes études, démontra que, sans la sécrétion pancréatique, la digestion des fécules serait incomplète. Nous avons dit plus haut à l'aide de quelles expériences il établissait ce fait capital.

Au moyen d'expériences faites sur nous-mêmes, ainsi qu'il a été dit (p. 26), nous avons trouvé que, quatre heures après un repas complet, alors qu'une partie du chyme élaboré avait franchi le pylore, ce que la balance rendait évident, nous avons trouvé, disons-nous, que les matériaux semi-liquides contenaient encore quelques débris de pain, et que beaucoup d'amidou, plus ou moins désagrégé, se trouvait dans le liquide, ainsi que la teinture d'iode permettait de le constater. — En effet, il ne saurait en être autrement; car le suc gastrique ne touche pas à l'amidon, et la salive qui transforme rapidement cet aliment en sucre, n'en saccharifie que le sixième de son poids.

Or l'expérience nous a prouvé que la mastication, prolongée une heure durant, pouvait faire écouler 140 gr. de salive, tandis que, dans le même temps de repos, il s'en écoule à peine 25 gr. L'estomac reçoit donc, pendant les quatre à cinq heures que dure la digestion stomacale, 240 gr. de salive susceptibles de saccharifier 40 gr. d'amidon. Mais un adulte absorbe en moyenne 115 gr. d'amidon à son repas, il reste par conséquent un grand excès d'amidon à transformer. N'est-il pas évident, dès-lors, que le rôle de la salive consistc non-seulement à faciliter la déglutition des aliments en général, mais plus particulièrement à saccharifier, en maint endroit, à pulper, à chymifier en un mot, les aliments amylacés ; facilitant ainsi leur passage dans le duodénum, où leur transformation doit se compléter sous l'influence du suc pancréatique.

Le rôle de cette dernière sécrétion dans la saccharification des amylacés est si important que, dans les dyspepsies ayant pour cause une mauvaise digestion duodénale, les accidents sont conjurés lorsque les féculents sont éliminés de l'alimentation.

ACTION DE LA PANCRÉATINE SUR LES MATIÈRES GRASSES.

M. Cl. Bernard (1) établit que le suc pancréatique a pour fonction caractéristique de présider à la digestion des corps gras, en les dédoublant en glycérine et acide gras, s'émulsionnant d'eux-mêmes.

Bérard (2), au contraire, essaya de prouver que les matières grasses peuvent être absorbées sans le concours du fluide pancréatique. Il se fondait sur l'expérience qui consiste à lier, chez un herbivore, le conduit du pancréas et à engager dans ce conduit un tube pour faire écouler au dehors le suc pancréatique. Or, dans ces conditions, en ouvrant le canal thoracique on trouve un liquide blanchâtre

(1) Travaux cités, p. 10 et 12.

(2) *Mémoire sur le Pancréas et le rôle du suc pancréatique dans les phénomènes digestifs*, par Bérard. Supplément aux *Comptes rendus de l'Académie des Sciences*, Paris, 1856.

lactescent, d'où l'on pourrait conclure apparemment, que l'absorption des matières grasses peut se faire sans le concours du liquide pancréatique. Mais Cl. Bernard vint détruire les conclusions de cette expérience en faisant remarquer que, chez le bœuf, il existe deux conduits pancréatiques, et même souvent davantage, dont l'un s'ouvre dans le duodénum et l'autre dans le canal cholédoque ; que tantôt ce dernier communique avec le grand canal pancréatique, et que tantôt il en est complétement indépendant. Du reste, de ce que les matières grasses continuent à être absorbées malgré les désorganisations du pancréas ou l'obstacle apporté à la sortie du liquide sécrété, il ne s'ensuit pas que le suc pancréatique n'ait aucune puissance émulsive, car la bile peut jusqu'à un certain point suppléer à cette fonction. D'une autre part, lorsqu'on pratique chez les animaux la ligature du canal cholédoque, on trouve souvent le chyle incolore.

Dans ces expériences, il n'a pas été tenu assez compte des propriétés des fluides qui président à la digestion, ni des modifications profondes que les expériences amenaient dans ces mêmes propriétés.

En effet, la bile alcaline, devenue acide par son mélange avec le chyme, émulsionne de la graisse à la faveur de l'acide cholique mis en liberté, et les vaisseaux chylifères deviennent lactescents ; mais, dans l'état normal, l'acide · cholique de la bile est aussi mis en liberté, et celle-ci facilite ainsi pour son compte l'absorption des corps gras. L'expérience qui consiste à lier le canal cholédoque lui-même, semble de prime abord favoriser l'interprétation trop absolue de l'expérience ci-dessus; car, en dépit de l'action libre du suc pancréatique, les chylifères sont le plus souvent incolores ; mais ce fait est la conséquence immédiate de la suppression de la bile, dont un des rôles consiste à saturer l'excès d'acidité du chyme. Le suc pancréatique se trouve alors dans un milieu trop acide (voyez plus haut), qui énerve son activité; il agit mal, et les corps gras ne sont pas assimilés.

MM. Bouchardat et Sandras, Bidder et Schmidt, mettent en doute le dédoublement des corps gras en glycérine et en acides gras. La graisse, préalablement modifiée par le suc pancréatique, puis saponifiée, leur a donné de la glycérine. Le fait est exact; mais il prouve tout simplement que la digestion n'a pas été prolongée assez longtemps, ou que le suc pancréatique était en quantité insuffisante.

Nous répétâmes ces expériences avec de la Pancréatine : le dédoublement des corps gras en glycérine et en acides gras, ainsi que la faculté que ceux-ci acquièrent de s'émulsionner spontanément, sont des faits qui nous apparurent dans toute leur netteté et que tout expérimentateur pourra aisément contrôler.

En effet, si, durant une heure au moins, on agite un corps gras avec une solution concentrée de Pancréatine, on obtient une belle émulsion crèmeuse se délayant très-bien dans

l'eau. Si, au lieu d'ajouter de l'eau, on sépare
la graisse par la chaleur, on reconnaît qu'elle
est devenue fortement acide, et entièrement
soluble dans l'alcool à chaud, ce qui fait déjà
présumer la production des acides gras. Ce
dernier phénomène est rendu manifeste à
l'aide d'une expérience alcalimétrique à
chaud, dans laquelle on fait intervenir la teinture de curcuma, comme réactif, et l'alcool
comme dissolvant. Enfin, si l'on a eu soin
de faire digérer la graisse avec le ferment
pancréatique insoluble dans l'alcool et de lais-
ser la digestion se prolonger, on isolera la glycérine au moyen de sa solubilité dans l'alcool
froid, tandis que les acides gras et la pancréatine ne s'y dissolvent pas.

Après une digestion d'une durée moyenne
de 6 heures, la Pancréatine émulsionne 24
fois son poids de corps gras, auxquels elle
communique la propriété remarquable de se
mélanger à l'eau et d'être tout préparés pour
l'assimilation.

ACTION DE LA PANCRÉATINE SUR LES ALIMENTS MIXTES.

La Pancréatine, comme nous venons de le voir, attaque avec une égale énergie tous les aliments ; nous l'avons montrée, tour à tour, digérant *trente grammes* d'albumine cuite ; saccharifiant *neuf fois son poids* d'amidon, et émulsionnant, en les transformant, *vingt-quatre grammes* de corps gras. Mais la Pancréatine possède encore une propriété précieuse, jusqu'ici inconnue, celle de modifier simultanément ces trois substances ; de sorte qu'un gramme de ce ferment peut digérer 30 gr. d'albumine, 9 gr. d'amidon, 24 gr. de corps gras ; c'est-à-dire au moins 63 fois son poids d'aliments solides.

La démonstration de ces faits est facile. A cet effet, on fait agir la Pancréatine en solution concentrée : d'abord sur l'albumine, qu'elle dissout, en la modifiant ; puis la liqueur

4

chargée d'albuminose est mise en contact avec de l'amidon, qu'elle saccharifie ; et, enfin, cette nouvelle liqueur chargée d'albuminose et de sucre est mélangée à de la graisse, qui s'émulsionne et se dédouble en acides gras et en glycérine.

Le tableau synoptique ci-dessous résume ces curieuses métamorphoses consécutives.

1 gramme Pancréatine		
20 gr. d'eau, 35 gr. albumine à peine acide, il disparaît......	30 gr. albumine.
La liqueur chargée d'albuminose sur 10 gr. amidon, il disparaît	9 gr. amidon.
La liqueur chargée de sucre et d'albuminose sur 24 gr. axonge.	Le corps gras est miscible à l'eau.

II

ACTION THÉRAPEUTIQUE

DE LA

PANCRÉATINE

———

Dans les pages qui précèdent, nous nous sommes attaché à présenter un résumé historique des travaux de nos dévanciers sur le suc pancréatique et le rôle de cette sécrétion dans l'économie; nous avons fait suivre cet exposé des recherches et expériences qui nous sont personnelles, ainsi que du procédé à l'aide duquel nous préparons le suc pancréatique desséché pour obtenir, sous le nom de **Pancréatine**, un ferment d'une grande activité.

La question purement scientifique ainsi étudiée, il nous reste à traiter le côté pratique, en exposant au lecteur les formes pharmaceutiques auxquelles peut se prêter le nouvel agent thérapeutique, et en faisant passer sous ses yeux les tentatives que nous avons faites, avec le concours bienveillant de médecins observateurs, pour introduire les *préparations pancréatiques* dans la pratique médicale.

Toutes les substances albuminoïdes, les ferments en particulier, sont des corps éminemment altérables, sous la double influence de la chaleur et de l'humidité. En supprimant l'un ou l'autre de ces facteurs, leur conservation n'aura plus de limite.

Des essais, pour conserver les viandes par le froid, se font de nos jours sur une très grande échelle. Mais ce moyen de conservation n'est pas applicable dans les conditions ordinaires de la vie ; de sorte que le problème qui nous occupe trouve une solution plus pratique en supprimant l'humidité.

En effet, ne voyons-nous pas chaque jour conserver, avec leurs propriétés respectives, des légumes, de la viande, de l'albumine d'œuf, etc., au moyen d'une dessiccation rapide et d'une basse température. C'est à ce procédé que nous avons recours pour conserver indéfiniment la Pancréatine. Des échantillons, desséchés avec soin, possédaient, au bout de quatre ans, la même activité que le premier jour. Nous avons montré, d'ailleurs, dans la première partie de ce travail, que, tandis qu'une solution de pancréatine s'altérait déjà au bout de trente minutes, à une température de 50°, de la pancréatine desséchée, maintenue pendant une heure à 60°, n'éprouvait aucune modification dans ses propriétés.

En nous basant sur ces données de l'expérience, nous préconisons la *Pancréatine en poudre* et les *Pilules de pancréatine.*

La **Pancréatine** peut se prendre comme la rhubarbe, dans de la soupe, dans une hostie, ou délayée dans un peu d'eau sucrée, à la dose de 0,50 à 0,75 centigrammes. Pour en faciliter l'emploi, nous préparons de petits flacons, munis d'une cuillère de la contenance de 0,25 centigr. Mais le praticien pourra toujours faire entrer la Pancréatine dans ses formules magistrales, alliée au phosphate de chaux, à la noix vomique, au malt, etc.

Les **pilules de Pancréatine** sont d'une conservation indéfinie, à condition toutefois de les tenir dans des flacons bouchés. Pour en assurer l'efficacité nous nous sommes arrêté à la formule suivante :

℞ Pancréatine. . . . . ⁒ 4 grammes.
Miel. . . . . 0.50 centig.
Poudre inerte. . . . . q. s.

F. S. A. 20 pilules argentées contenant chacune 0,20 de Pancréatine. La dose est de 3 à 5, au commencement des repas.

Pour rendre leur conservation certaine, nous les enrobons une première fois avec de la stéarine, et une seconde fois avec du sucre. Ces pilules, plongées dans un liquide

à 35°, se désagrégent et fondent en une demi-
heure.

Quant aux **Vins** et aux **Élixirs pancréatiques**, nous ferons observer que la forme
liquide, si goûtée de nos jours, si commode
dans de certaines circonstances, est quelquefois défectueuse d'après nos propres expériences. En vain objectera-t-on que les
liqueurs alcooliques, les vins généreux sont
employés comme véhicules et agents de conservation. Nous allons montrer, avant d'essayer
de résoudre le problème, que ce n'est ni sur
l'alcool, ni sur les vins généreux qu'il faut
s'appuyer, lorsqu'on a affaire à un principe
albuminoïde. En effet, considérons ce qui se
passe tous les jours dans l'industrie : le moyen
pratique pour clarifier les liquides fortement
alcooliques repose sur l'emploi de l'albumine
d'œuf ou de l'albumine du sang, qui, se coa-
gulant sous l'influence de l'alcool, entraînent
dans les mailles de leur réseau toutes les im-
puretés de la liqueur. L'effet est d'autant plus

assuré que l'on a affaire aux vins en général, qui tous, quels qu'ils soient, contiennent du tannin. L'albumine est, jusqu'à présent, le procédé scientifique le plus sûr pour enlever tout le tannin d'une liqueur et pour le doser.

Nous n'avions donc pas, on le voit, à étudier la seconde partie du problème : le tannin est incompatible avec l'albumine. Mais il nous restait à étudier jusqu'à quel point une liqueur alcoolique quelconque précipitait l'albumine. Dans ce dessein, nous fîmes des expériences comparatives en nous appuyant sur le pouvoir digestif de la Pancréatine.

Dans une première expérience, nous avons trouvé qu'une liqueur pancréatique contenant 18 p. 100 d'alcool, soumise à une température de 35°, devenait complétement inerte après 48 heures.

Dans une deuxième expérience, faite dans les mêmes conditions, mais où la liqueur ne contenait que 15 p. 100 d'alcool, la moitié de

la Pancréatine était précipitée après le tren-
tième jour.

Mais dans une troisième expérience, nous avons
vu qu'une liqueur, ne contenant que 8 p. 100
d'alcool, conservait tout son pouvoir digestif,
ce que nous avons pu constater un an plus
tard.

Partant de ces résultats, nous avons pré-
paré un **Élixir pancréatique** où la proportion
d'alcool ne dépasse pas 8 p. 100, et où le tannin est éliminé soigneusement, en dépouillant
préalablement, à l'aide de l'albumine d'œuf,
le vin blanc qui en forme la base. Voici notre
formule :

℞ Pancréatine.   4
   Vin blanc sec. 120
   Sucre cristallisé. 175
   Teinture de café.   10

Chaque cuillerée contient 0.25 centig. de
pancréatine, dont la conservation est certaine.

Les corps gras sont peut-être les aliments
les plus difficiles à digérer ; c'est pourquoi

nous allons indiquer les services que la Pancréatine est susceptible de rendre pour faciliter leur digestion, et surtout celle de l'huile de foie de morue; nous réservant, dans un chapitre subséquent, de parler des émulsions pancréatiques à la graisse et à l'huile de foie de morue, obtenues par la Pancréatine. M. le Dr J. V. Laborde (1) et M. le Dr H. Huchard, dans un travail approfondi sur la Pancréatine (2), assurent la tolérance et la digestion de l'huile de foie de morue, en faisant prendre, après chaque cuillerée de ce médicament, deux pilules de Pancréatine.

De notre côté, nous avons pensé à assurer l'assimilation des corps gras, en offrant au malade la graisse comestible et l'huile de foie de morue elle-même, préalablement digérées par la Pancréatine.

(1) *Tribune médicale*, 6 déc. 1874, p. 118.

(2) *Union médicale*, 3e série, t. XVIII, 1874, p. 766 et 779.

Nous sommes parvenu à présenter la graisse et l'huile de foie de morue sous forme d'une crème se mélangeant à l'eau, au lait, au chocolat et au café. Ainsi préparée, la graisse est bien supportée, et l'huile de foie de morue ne cause jamais ni renvois ni indigestion :

Emulsion pancréatique.

℞ Graisse comestible. . . . .   1 kil.
Pancréatine pulvérisée. . .   40 gram.
Eau. . . . .   200 gram.

Faites digérer à une douce chaleur en remuant souvent; après 24 heures, la graisse est profondément modifiée. Ajoutez :

Eau de laurier cerise. . . . .   q. s.

On obtient ainsi une crème qui se mélange parfaitement à l'eau, et que le médecin peut prescrire au choix du malade à prendre pure ou dans du chocolat, du lait, du café, du bouillon.

Huile de foie de morue pancréatique.

℞ Huile de foie de morue, blanche .   1 kil.
Pancréatine pulvérisée. . . . . .   40 gram.
Sirop de sucre. . . . .   300 gram.

Laissez digérer 24 heures en remuant souvent, ajoutez :

Eau de laurier cerise. . . . .   q. s.

Opérez comme ci-dessus.

———

Qu'il nous soit permis, dès aujourd'hui, de mentionner quelques observations où la Pancréatine, administrée sous forme de pilules ou de poudre, a produit les plus heureux effets.

———

OBSERVATION I.

Hôpital Necker, service de M. Potain.

*Chloro-anémie.— Dyspepsie.— Dénutrition profonde.
— Fer et quinquina.— Pilules pancréatiques.*

Mlle C..., 24 ans, institutrice, est douée d'un tempérament lymphatique ; elle a déja reçu antérieurement les soins de M. Potain, pour une chlorose, et il fut constaté à cette époque que les maladies de poitrine étaient communes dans sa famille.

Le 10 janvier 1873, elle entre salle Sainte-Anne, chambre 16. La face est pâle et légèrement bouffie, les lèvres et les conjonctives sont décolorées, l'appétit fait complétement défaut ; elle a beaucoup maigri récemment, la constipation est constante, la moindre marche la fatigue et lui donne des palpitations, le sommeil est agité. La malade essaie de prendre quelques aliments, par raison, car elle éprouve presque aussitôt de l'anxiété, des chaleurs lui montent au front, ses idées s'obscurcissent, elle ressent une grande pesanteur à l'estomac, et souvent, deux ou trois heures après le repas, les aliments, voire même la viande rôtie, sont rejetés.

Les règles sont rares et colliquatives, la malade se

croit phthisique, et cependant à peine trouve-t-on la respiration obscure au sommet droit ; la chloro-anémie seule a amené tous ces désordres. Elle est soumise au fer et au quinquina, pour combattre la chloro-anémie ; la noix vomique, le bismuth n'amendent pas les troubles de la digestion.

Le 5 février, on lui fait prendre cinq pilules pancréatiques Defresne, avant son repas ; les aliments ne sont pas rejetés. Après quelques jours de ce traitement elle n'éprouve plus qu'un peu de pesanteur de tête ; l'appétit renaît et devient très-vif.

Le 20 février, on suspend les pilules pancréatiques et on leur substitue la Pepsine ; les douleurs reviennent d'autant plus fortes que la malade commence à manger beaucoup : on persévère trois jours, la malade refuse tout aliment.

Le 23 février, on la remet aux pilules pancréatiques ; les accidents disparaissent, les digestions redeviennent normales.

Le 25 février, les époques menstruelles apparaissent ; elles se passent sans douleur ; le sang est encore très-pauvre ; le fer et le quinquina sont contiués.

Le 30 février, la malade va au jardin, mais les escaliers la fatiguent beaucoup.

Le 10 mars, on remarque qu'elle augmente de poids ; le point obscure au sommet droit a fait place à une respiration normale. Les conjonctives sont encore bien pâles, mais le bruit de souffle cardiaque tend à disparaître.

Le 28 mars, les règles sont plus abondantes, le sang est plus coloré, la malade est moins oppressée et monte facilement deux étages.

Le 5 avril, l'appétit est vif, les pilules pancréatiques sont supprimées sans inconvénient; le fer et le quinquina, seuls, sont continués.

OBSERVATION II.

Communiquée par M. le Dr Baumont, de Metz.

*Hystérie. — Dyspepsie. — Pilules pancréatiques. —
Guérison.*

Mlle Marie C..., âgée de 19 ans, d'un tempérament
nerveux, est douée d'une constitution robuste. Réglée
à treize ans, les époques ont toujours été irrégulières
et difficiles à passer. A ces moments-là elle éprouve
la sensation de boule remontant de l'hypogastre à la
gorge, avec un sentiment de constriction pénible,
suivi parfois de perte de connaissance ; les crises se
terminent invariablement par un flux abondant de
larmes. Le ventre est ballonné ; la malade rend beaucoup de gaz inodores par la bouche.

Le 16 mai 1873, les règles n'apparaissent pas et la
jeune fille tombe dans une attaque d'hystérie de
beaucoup plus sérieuse que les précédentes. Pendant
deux jours les accès se succèdent sans interruption,
et lorsque la malade revient à elle les membres infé-
rieurs sont paralysés.

Dans l'espace d'un mois elle a eu trois attaques de
somnambulisme, et, remarque bien curieuse, dans
ses accès elle se lève, se promène seule, s'équilibre

sur un pied, sans faire attention au monde extérieur ;
lorsqu'on veut arrêter sa marche, elle crie.

La vessie est paralysée et ne se vide qu'à l'aide de
la sonde.

Le gros intestin, paralysé, ne se débarrasse que
sous l'influence de lavements purgatifs.

Enfin l'estomac rejette les aliments, une heure ou
deux après leur ingestion. Après chaque repas, la
malade ressent de la pesanteur à l'épigastre ; elle est
sujette à des éructations, à des baillements prolongés
qui la fatiguent et l'exaspèrent.

Les toniques, les amers, la strychnine ne peuvent
réveiller l'énergie musculaire de l'estomac ; M. Baumont eut alors recours à la Pancréatine Defresne,
qu'il administra à la dose de 3 gr. 60 par jour, sous
forme de pilules, dont trois le matin, cinq à midi,
trois au goûter et cinq au dîner. Sous l'influence de
ce traitement, les digestions se rétablissent, les vomissements cessent tout à fait, puis les éructations et
les baillements.

Le 10 juin, la paralysie disparaît complétement, les
fonctions reprennent leurs cours normal et la jeune
malade va passer quelques jours à la campagne.

OBSERVATION III.

Hôpital Necker, service de M. Potain.

*Ictère avec selles graisseuses.— Troubles de la diges-
tion.— Pilules pancréatiques.— Guérison.*

Le 15 mars 1873, la dame D...., journalière, douée
d'une bonne constitution et d'un tempérament sanguin, entre à l'hôpital pour un ictère, compliqué de
troubles du côté de la digestion.

La teinte jaune est uniformément répartie sur tout
le corps et très-marquée ; les urines sont jaune-rou-
geâtre ; l'appétit est nul, les aliments déterminent de
la pesanteur à l'estomac et le balonnement du ventre.
Deux ou trois heures après les repas, la malade
éprouve des renvois acides ; les selles sont cendrées,
parfois semi-liquides, auquel cas on observe de la
graisse nageant à la surface.

Le 17 mars, on lui fait prendre, au repas du soir,
5 pilules pancréatiques Defresne ; dès le lendemain,
la graisse a disparu des selles et le microscope n'en
décelle plus aucune trace. La digestion se régularise
et les borborygmes disparaissent.

Le 25 mars, la sclérotique seule est encore jaune ;
tous les accidents d'ailleurs ayant disparu, la dame
D.... sort de l'hôpital.

OBSERVATION IV.

Hôpital Saint-Antoine, service de M. Isambert.
Recueillie par M. Barbier, interne.

*Dyspepsie avec dilatation de l'estomac.— Vomisse-
ments incoërcibles.—Pilules pancréatiques.— Guérison.*

Le sieur Charles B..., tisserand, dès le commencement de l'année 1873, avait vu peu à peu ses fonctions digestives s'altérer ; parfois, sous l'influence
d'une légère peine morale ou d'un peu de fatigue
corporelle, il rejetait ses aliments.

Vers le 15 avril 1874, l'intolérance de l'estomac
devint plus grande, le malade perdit de son embonpoint et ses forces l'abandonnèrent, c'est alors qu'il
se décide à entrer à l'hôpital.

Le moral est affecté, le malade est sombre et taci-
turne, son regard devient anxieux après les repas, il
ressent à ce moment-là une pesanteur très-grande à la
région hypogastrique, de la céphalalgie, et tombe dans
un état voisin de l'hébétude, d'où il ne sort le plus
souvent qu'en rejetant le bol alimentaire, deux heures,
quelquefois cinq heures après le repas.

La région épigastrique est très-sensible après l'ingestion des aliments; l'estomac fait saillie au dehors et on le sent cinq centimètres plus bas que d'ordinaire. Cependant cette dilatation anormale ne paraît correspondre à aucune affection organique; on ne remarque pas trace de sang noir dans les régurgitations, et une exploration attentive ne laisse percevoir aucune induration du pylore.

Le régime lacté semble un instant vouloir maîtriser les vomissements, mais ceux-ci reviennent peu après. On essaie en vain la noix vomique, la magnésie, le bismuth, le charbon, les toniques.

Le 2 mai, le malade est soumis aux pilules pancréatiques Defresne, à la dose de cinq à l'heure des repas. Dès ce moment les aliments sont gardés; mais la pesanteur hypogastrique persiste quelques jours encore. Ce régime lacté est remplacé par des viandes rôties, qui sont supportées sans fatigue. Le 10 mai, le malade mange tous les aliments qu'on lui présente, son appétit devient très-bon, le moral est meilleur, il renaît à l'espérance.

Le 20 mai, la sœur du service laissa tomber ses pilules, et le malade en prit dix à son repas; il trouvait que sa digestion avait été accélérée et désirait continuer cette dose.

Le 30 mai, l'estomac était revenu sur lui-même, il n'était plus aussi bas; le malade gagne de l'embonpoint; son appétit est très-vif. Une fois cependant, le

2 juin, il rendit son repas, mais il attribue cet accident à un peu d'avidité. L'état général est d'ailleurs
excellent, et le malade sort de l'hôpital le 15 juin 1874.

***

OBSERVATION V.

Communiquée par M. le Dr Boutigny, d'Évreux.

*Dyspepsie amylacée. — Pilules pancréatiques.
— Guérison.*

M. B..., âgé de cinquante ans, est doué d'une bonne
constitution et d'un tempéramment sanguin. Depuis
longtemps déjà il souffre d'une dyspepsie, qui influe
sur son caractère enjoué et le rend triste et morose,
surtout après les repas. Cette affection est certaine-
ment entretenue par un travail de cabinet qui l'absorbe tout entier. Avec quelques ménagements, en
n'usant que de viande rôtie, avec très-peu de pain, il
parvient à éloigner les accidents ; mais ce régime lui
pèse beaucoup ; la privation de tout légume lui devient
insupportable.

Vers le mois de septembre 1873, il éprouve quelques contrariétés et son état s'aggrave ; il devient
sujet aux migraines et aux vomissements. Lorsque

ces phénomènes se produisent, il est contraint de renoncer à tout travail et même à se coucher.

La noix vomique, le quinquina, la magnésie, le s. n. de bismuth, le charbon avaient échoué ; le malade, découragé, renonçait à tout traitement, lorsque, vers le mois de novembre, il me fit appeler. Je lui proposai d'essayer la Pancréatine Defresne sous forme de pilules. Il en prit régulièrement cinq avant chaque repas ; l'effet fut immédiat ; dès le lendemain, les douleurs à l'épigastre et la céphalalgie avaient disparu. La viande était parfaitement digérée.

Le 10 décembre, les féculents ne lui causaient aucune souffrance ; il alla même jusqu'à goûter de la salade. Sa gaieté et son enjoûment reviennent ; le travail lui est plus facile. Je lui recommande de continuer l'usage des pilules de pancréatine et de prendre un peu d'exercice après chaque repas. Je le revois en mars 1874, et il se félicite du régime que je lui ai prescrit.

Durant le cours des observations qui précèdent, M. le professeur Gubler, que nous visitâmes plusieurs fois dans son service à l'hôpital Beaujon, accueillit avec un vif intérêt les communications orales que nous lui fîmes touchant nos études sur la Pancréatine. Le célèbre clinicien dit avoir obtenu de bons effets avec cette substance « indiquée dans la « dyspepsie atonique, ainsi que dans les alté- « rations du Pancréas, occasionnant une ré- « duction considérable ou la suppression de « la sécrétion de cette glande. Elle peut, en « outre, rendre des services dans toutes les « affections chroniques où la nutrition est « languissante, et spécialement dans la phthi- « sie pulmonaire, où elle rend possible l'ad- « ministration et l'absorption de quantités « considérables d'huile de foie de morue qui, « sans cela, ne seraient pas tolérées (1) »

(1) *Commentaires thérapeutiques du Codex medicamentarius*. 2ᵉ édition, 1874, p. 940.

Nous avons reçu le même accueil bienveillant à l'Hôtel-Dieu, de la part de MM. les docteurs Moissenet et Noël Guéneau de Mussy.

Enfin nous empruntons à un travail récent du D\u2009 Huchard sur la pancréatine (1), les lignes suivantes qui ont trait à une observation fort intéressante, d'un malade affecté d'une dyspepsie, symptomatique d'une affection hépatique.

« La pancréatine, dit M. Huchard, trouve son emploi :

« Chez les ictériques où, comme nous l'avons
« vu plus haut, les matières grasses sont ordi-
« nairement mal digérées pour deux raisons:
« 1° parce que, dans les ictères causés princi-
« palement par une obstruction biliaire, la
« bile, détournée de sa voie, ne peut plus
« émulsionner les graisses dans le duodénum;
« 2° parce que, ne s'écoulant plus librement

(1) *Union médicale*, 3ᵉ série, t. XVIII, 4874, p. 781.

« dans l'intestin, elle ne peut plus augmenter
« l'activité digestive du suc pancréatique en
« baissant par son alcalinité l'acidité de la
« masse chymeuse. Donnez à ces malades des
« préparations pancréatiques, et vous triom-
« pherez promptement des troubles digestifs
« qu'ils présentent ordinairement. — Je voyais
« dernièrement avec mon cher et honoré
« maître, M. Potain, un malade qui présentait
« depuis plus de quatre mois, outre des phé-
« nomènes curieux sur lesquels je n'ai pas à
« m'étendre ici, un ictère intense lié sans au-
« cun doute à une obstruction des voies bi-
« liaires; depuis plusieurs jours, il était sur-
« venu des vomissements abondants, fréquents,
« presque incoërcibles, à en juger par l'inef-
« ficacité de tous les moyens employés. M. Po-
« tain eut l'idée d'employer une pilule de pan-
« créatine de 0,20 centigr. après chaque potage
« que prendrait le malade. Sous cette influence
« les vomissements s'arrêtèrent immédiate-
« ment, le jour même, et l'alimentation put

« être continuée sans accident, dans les jours
« suivants.

« Dans certaines dyspepsies, et principale-
« ment dans celles qui sont caractérisées par
« la présence de garde-robes graisseuses, et
« qui s'accompagnent d'un amaigrissement
« considérable. A l'appui de ces faits nous
« pouvons citer, d'après M. Potain (communi-
« cation orale), le cas d'un malade qui souf-
« frait, depuis de longues années, d'une dys-
« pepsie avec amaigrissement rapide, contre
« laquelle tous les moyens thérapeutiques
« avaient échoué. M. Potain pensa dès lors à
« examiner les matières fécales, dans lesquel-
« les il trouva une quantité considérable de
« matières grasses non digérées; il ordonna des
« préparations de pancréatine, et le malade,
« dès lors, reprit de l'embonpoint et digéra
« parfaitement après deux mois de ce traite-
« ment.

« Enfin, nous-même avons souvent employé
« la pancréatine dans les dyspepsies intesti-

« nales, principalement dans celles qui sont
« caractérisées par des douleurs gastro-enté-
« ralgiques survenant plusieurs heures après
« les repas, par des nausées, des vomissements,
« par la lenteur des digestions, l'existence de
« garde-robes souvent liquides, graisseuses,
« et aussi par la présence de gaz nombreux
« dans l'intestin, etc. Enfin, il ne faut pas
« oublier qu'il existe une dyspepsie spéciale
« à chaque espèce d'aliments, et que la dys-
« pepsie amylacée ou des aliments féculents,
« ainsi que celle des matières grasses dont il
« est, à tort selon nous, à peine fait mention,
« réclament impérieusement l'emploi de la
« pancréatine.

« Nous employons celle-ci sous forme de
« pilules de 0,20 centigr., à la dose de deux à
» quatre après chaque repas, réservant pour
« les phthisiques qui digèrent mal les matières
« grasses, l'emploi de l'huile de foie de morue
« pancréatique.

« Pour nous résumer, dans tous les cas que

« nous venons d'énumérer rapidement, et dans
« ceux où la pepsine agit incomplétement ou
« agit mal, nous croyons que la Pancréatine
« est destinée à rendre les plus grands services,
« et c'est pour cette raison que nous signa-
» lons ce médicament nouveau à l'attention
« des praticiens. »

ÉMULSION PANCRÉATIQUE.

Chez les malades qui font l'objet des obser-vations qui précèdent, la Pancréatine a été administrée en nature et comme élément de la digestion.

Mais il était permis de se demander si, en modifiant des aliments ou des médicaments à l'aide de la Pancréatine, celle-ci ne pouvait pas rendre de nouveaux services à l'art de guérir, soit en alimentant le malade avec des *albuminoses* ou *peptones*, n'ayant plus qu'à pas-ser dans la circulation, soit en modifiant et rendant sûrement assimilable, un aliment tel que le *corps gras*, si indispensable à l'entretien de la vie, par la fonction respiratoire et un médicament mixte de premier ordre, nous voulons parler de l'*huile de foie de morue*.

Ce sujet mérite une attention sérieuse, quand l'on considère, d'une part, la résistance que présentent les corps gras à l'assimilation et de l'autre, la facilité que leur émulsion sous l'influence du suc pancréatique, apporte à leur absorption. Mais cet avantage n'est pas le seul : les corps gras sont non seulement absorbés à la faveur de ce ferment, mais il sont décomposés en glycérine et acides gras qui, facilement convertis en eau et en acide carbonique, deviennent ainsi une source de chaleur et d'énergie vitale.

Cet ordre d'idées nous a conduit à la préparation de l'*Emulsion pancréatique blanche*, obtenue à l'aide du saindoux, qui peut rendre de grands services aux personnes débiles et aux convalescents, et à celle de l'*huile de foie de morue pancréatique*, plus riche en principes aromatiques et toniques. Celle-ci aura la préférence dans le traitement de la phthisie, à en juger par l'expérimentation qui en a été faite, et dont nous donnons ci-après les résultats.

HUILE DE FOIE DE MORUE PANCRÉATIQUE
DANS LA PHTHISIE.

Dans la consomption pulmonaire, les corps gras sont les premiers à disparaître de l'économie; ils sont aussi les premiers aliments qui causent des nausées et du dégoût, et la majeure partie de la graisse, ingérée vers la troisième période de la maladie, se retrouve dans les selles, ou s'accumule dans les organes parenchymateux.

Nous allons essayer de rendre compte de ces phénomènes, et montrer les services importants que l'huile de foie de morue pancréatique est appelée à rendre, pour combattre les désordres qui forment le cortége habituel de la phthisie.

Les corps gras jouent un rôle très-important dans la nutrition; ils sont la source la plus abondante de la chaleur animale, aussi nécessaire au maintien de la vie, qu'au développement de la force musculaire. Celle-ci, comme l'ont démontré les travaux les plus précis, n'est que le résultat de la transformation de la chaleur en mouvement.

Il peut arriver que la nutrition soit temporairement suspendue ; l'économie privée des ressources quotidiennes, que lui offrait la digestion, se trouverait en péril, si, pour parer à cette éventualité, l'organisme n'accumulait sous la peau et autour de certains organes, des corps gras en nature. C'est la bile qui pourvoit à cette réserve adypeuse ; le suc pancréatique, lui, prépare le combustible nécessaire à l'entretien journalier de la chaleur animale et de l'énergie musculaire.

La bile et le suc pancréatique ont donc pour mission de diviser les graisses à l'infini ; mais, tandis que la bile émulsionne purement et simplement les graisses, les livrant ainsi à l'absorption sous forme d'une combinaison relativement fixe, — tels que, oléate, margarate, stéarate de glycérine, — le suc pancréatique, lui, les ramène à une composition plus simple, se rapprochant de la molécule carbone et hydrogène : nous voulons parler de la transformation des graisses en glycérine et acide gras, bien plus faciles à convertir en eau et en acide carbonique, sous l'influence de l'oxygène du sang.

Lorsque le tubercule tend à se développer, il prend naissance sous l'influence de diverses causes, au nombre desquelles il faut compter : le diabète et l'albuminurie, qui précipitent la dénutrition ; la fièvre typhoïde ou des affections mélancoliques, qui dépriment le système nerveux et suspendent la nutrition ; enfin, la dyspepsie. Le tubercule peut être aussi la conséquence d'une alimentation insuffisante en qualité et en quantité, de la misère physiologique en un mot ; de fatigues corporelles continues ; de conditions hygiéniques défectueuses ; d'un travail cérébral exagéré. Que se passe-t-il alors ? La dépense l'emporte sur la recette, et l'économie emprunte aux tissus les matériaux nécessaires à l'entretien de la chaleur animale et au mouvement. Dans la première période, la réserve de graisse disparaît en proportion plus considérable que l'élément musculaire. Cette perte continue de substance porte une grave atteinte à l'organisme; les sécrétions diminuent, et les troubles digestifs, signes manifestes de la dénutrition, apparaissent les premiers. M. Bourdon (1) a montré en effet que sur 157 sujets, 112 avaient eu des troubles du tube digestif, avant les autres signes de la phthisie. La dénutrition s'accentue, la vitalité, qui est grande encore, épuise la réserve adypeuse et amène cet état d'émaciation si caractéristique au début de cette maladie. La graisse passe encore dans la circulation, mais surtout à la faveur de la bile; la combustion en est par cela même plus difficile, et, vers la fin de la

(1) *Actes de la Société médicale des Hôpitaux de Paris*, 2e fascicule, 1852.

seconde période, l'économie épuisée se nourrit presque exclusivement aux dépens de la fibre musculaire, plus facile à brûler. La graisse s'accumule dès lors dans l'organisme, remplit les vides du tissu musculaire, et détermine cette transformation graisseuse des organes parenchymateux, du foie en particulier, qui, comme l'a vu F. Boudet, peut contenir dix huit fois plus de graisse qu'à l'état normal; tandis que l'élément azoté est presque réduit de moitié. Dès le début de la phthisie, ou à une époque plus avancée, indépendamment des soins particuliers que réclament les accidents à marche aiguë, tels que pneumonies, pleurésies au voisinage des tubercules, ou déterminées par la fonte purulente de ces derniers, il est urgent d'assurer la nutrition, de l'accélérer et de l'accroître, s'il est possible; les amers, les toniques stimuleront le tube gastro-intestinal, tandis que la pancréatine viendra au secours des sécrétions défaillantes.

Dans les périodes fébriles, l'alcool, l'arsenic,

la digitale, les antidéperditeurs en un mot, qui ralentissent la circulation, atténuent l'activité des combustions, et diminuent toute dépense exagérée, sont autant d'auxiliaires puissants dans la main du praticien.

Mais, jusqu'à ce jour, le médicament qui a donné les meilleurs résultats, les plus inespérés, c'est l'huile de foie de morue.

M. le D'r Williams (1) rapporte que, sous son influence, 206 fois sur 234, il a obtenu une action avantageuse, c'est-à-dire un arrêt momentané dans la marche de la maladie, ou une modification tellement importante dans les principaux symptômes, que les malades paraissaient revenus presque complétement à la santé.

C'est particulièrement dans la troisième période, alors que le poumon est creusé d'excavations, lorsque la fièvre hectique, la diar-

(1) *London journ. of med.*, juin 1849, et *Archives gén. de méd.*, juin 1849.

rhée et les sueurs épuisent le malade, c'est, disons-nous, alors, que M. le Dr Williams a noté les effets les plus merveilleux de l'huile de foie de morue. Il rapporte que 34 fois sur 62, il a obtenu en pareil cas une amélioration notable et soutenue.

De pareils résultats ont été également obtenus à l'hôpital de Brompton (1).

En France, les résultats obtenus par ce médicament n'ont pas été moins concluants.

Comment agit l'huile de foie de morue dans cette terrible affection ?

Elle contient des traces d'iode et de phosphore, sur le rôle desquels on a peut-être trop insisté, car MM. Champouillon et Valleix (2), n'ont tiré aucun avantage de l'emploi des huiles iodée et phosphorée. Ce qui donne à ce

(1) *The first medical report of the hospital for consomption*, London, 1849. — *Archives de médecine*, 4e série, t. XXII, p. 96 (extrait).

(2) *Résumé général de pathologie interne*, par L. Valleix, t. II, p. 797.

médicament son originalité, ce qui en fait un auxiliaire si puissant dans les maladies de poitrine, c'est la propriété remarquable que possède cette huile de se dédoubler facilement en glycérine et acides gras. Cette mobilité de l'huile de foie de morue, en opposition à la fixité très-grande qui caractérise les autres corps gras, est tout à fait caractéristique : pour le démontrer, prenons trois corps gras, le beurre, l'axonge, l'huile de foie de morue ; dosons leur acidité initiale, en nous servant d'éther pour les dissoudre, de teinture de curcuma comme réactif et d'une liqueur alcaline titrée ; étendons-les en couches minces sur une plaque de verre ; nous trouverons, qu'après les avoir soumis pendant quarante-huit heures à une température de 35°, le beurre ne se sera pas acidifié, non plus que l'axonge, tandis que l'acidité de l'huile de foie de morue qui était saturée au début par $0^{cc}1$ liqueur alcaline (1),

(1) Voyez formule, p. 28.

exigera maintenant $0^{cc}7$ de la même liqueur.
Dix jours plus tard :

> 2 grammes beurre, qui étaient saturés de prime
> abord par $0^{cc}.1$ liqueur alcaline, le sont main-
> tenant par $0^{cc}.18$.
>
> 2 gr. axonge, qui étaient saturés de prime abord
> par $0^{cc}.04$ liqueur alcaline, le sont maintenant
> par $0^{cc}.08$.
>
> 2 gr. huile de foie de morue, qui étaient saturés de
> prime abord par $0^{cc}.1$ liqueur alcaline, le sont
> maintenant par $2^{cc}.1$.

Remarque digne d'attention : la même huile de foie de morue, abritée très-imparfaitement en un certain endroit par une carte à jouer, n'exige par 2 gr. que $1^{cc}2$ liqueur alcaline pour être neutralisée. On voit donc que, tandis que le beurre et l'axonge n'ont pas encore sensiblement commencé à s'altérer, près du quart de l'huile de foie de morue est déjà dédoublé en acides gras et glycérine. On pourrait penser qu'en moins de trente jours, l'huile de foie de morue est complétement dédoublée, mais les choses ne vont pas aussi vite, parce que l'huile, qui, d'abord mobile laisse renouveler les surfaces, prend rapidement une consistance de térébenthine et devient ensuite si ferme qu'elle n'est détachée qu'avec beaucoup d'effort de la plaque de verre.

Le tableau ci-contre résume ces expériences.

En nous appuyant sur ces expériences, on peut admettre que, si les surfaces étaient renouvelées sans cesse, l'altération serait plus rapide; c'est ce qui a lieu dans l'économie : en effet, l'huile de foie de morue qui est absorbée passe à l'état d'émulsion, au moins à la faveur de la bile. Une fois entraînée dans le torrent circulatoire et soumise à une température de 35°, elle se dédouble en grande partie et les produits de ce dédoublement, en présence de l'oxygène du sang, se trouvent facilement brûlés.

Cette mobilité de l'huile de foie de morue du commerce n'est pas déterminée par les actions chimiques ni par la température éle-

2 grammes des corps gras suivants :	Sont saturés à l'état normal par.... liqueur alcaline (1).	Sont saturés après 48 heures T. 35° par.... liqueur alcaline.	Le dixième jour T. 35° par.... liqueur alcaline.	Et le vingtième jour T. 35° par.... liqueur alcaline.
Acide stéarique.	9^{cc}.5	9^{cc}.5	9^{cc}.5	9^{cc}.5
Beurre.	0^{cc}.1	0^{cc}.1	0^{cc}.18	0^{cc}.23
Axonge. . . . . : .	0^{cc}.04	0^{cc}.04	0^{cc}.08	0^{cc}.16
Huile de foie de morue. . .	0^{cc}.1	0^{cc}.70	2^{cc}.40	3^{cc}.

(1) Liqueur alcaline. Voir ci-dessus, p. 28.

vée à laquelle on peut avoir soumis les foies de poisson. En effet, prenons des foies de raie bien frais, et après les avoir pulpés, chose facile, tant le parenchyme en est lâche ; étendons cette pulpe ainsi préparée, sur des feuilles de verre, et soumettons-la à une tempér ature de 35°. Au bout de vingt-quatre heures, on peut, en égouttant les feuilles de verre, obtenir une huile de foie de raie blanche, légèrement ambrée ; après quarante-huit heures la dessiccation est plus avancée et l'on peut recueillir une huile de foie de raie blonde, ressemblant au malaga vieilli ; le troisième jour on recueille, par expression cette fois, une huile de foie de raie brune trèsfoncée. Si l'on étudie ces huiles obtenues spontanément à une température relativement basse, on trouve que :

2 gr. huile de foie de raie, blanche, 1re coulée, sont
saturés par 0^{cc}.3 liqueur alcaline.

2 gr. huile de foie de raie, blonde, 2e coulée, sont
saturés par 0^{cc}.4 liqueur alcaline.

2 gr. huile de foie de raie, brune, 3e coulée, sont
saturés par 0^{cc}.6 liqueur alcaline.

C'est dans cette mobilité de l'huile de foie de morue qu'il faut chercher, selon nous, l'explication des propriétés si remarquables de ce médicament : ces acides gras aromatiques, qui prennent rapidement naissance, stimulent la muqueuse gastro-intestinale. La bile divise profondément l'huile de foie de morue en l'émulsionnant ; la sécrétion pancréatique, tout affaiblie qu'elle est, facilite cette émulsion et avance encore la production des acides gras ; l'huile de foie de morue, émulsionnée, en partie modifiée, est absorbée, entraînée dans le torrent circulatoire, elle se modifie davantage, l'oxygène du sang brûle les acides gras qui ont pris naissance et l'huile de foie de morue devient ainsi un agent de stimulation, de nutrition et une source abondante de chaleur. Elle présente donc un grand avantage sur les corps gras ordinaires ; car, indépendamment de son action tonique et stimulante, elle est loin de déterminer, dans le même rapport que ceux-ci, cette accumulation considérable de graisse dans les organes parenchymateux, dans le foie surtout.

A côté de ces qualités si remarquables, l'huile de foie de morue ordinaire présente de grands inconvénients ; son odeur et sa qualité d'huile rebutent beaucoup de malades. Quelques estomacs s'y habituent, d'autres ne triomphent qu'avec peine de la répugnance qu'elle inspire.

En vain a-t-on la précaution de faire prendre l'huile de foie de morue avant ou après le repas ; en vain détermine-t-on par cet artifice sa division profonde, à l'aide du bol alimentaire : on n'évite pas toujours les nausées, et souvent encore elle produit de véritables indigestions et cause de la diarrhée. Beaucoup de malades enfin, ne pouvant surmonter le dégoût qu'elle leur inspire, se privent forcément de son secours.

Ces inconvénients nous ont toujours frappé; mais, grâce à nos études sur le suc pancréatique, nous croyons non-seulement y avoir remédié, mais avoir rendu l'huile de foie de morue plus énergique et plus active encore en assurant son assimilation et sa combustion. En effet, l'huile de foie de morue qui a subi l'action de la pancréatine, se présente sous l'aspect d'une crème blanche, doucement sucrée, agréablement aromatisée à l'eau de laurier-cerise, et complétement assimilable, puisqu'elle est préalablement digérée; elle est de plus miscible à l'eau, au lait, au chocolat et au bouillon; ne requérant aucun travail digestif, elle est toujours absorbée sans causer jamais de diarrhée; l'huile de foie de morue pancréatique est même seule à jouir de cette propriété lorsque tout autre aliment est rejeté. Elle tonifie la muqueuse gastro-instestinale, réveille l'appétit; absorbée sans travail, elle passe dans la circulation et fait échec à la dénutrition; facilement brûlée, elle ne favorise pas ces accumulations de graisse qui ne peuvent être évitées, même avec l'huile de foie de morue ordinaire.

OBSERVATION VI.

Hôpital Necker, service de M. le Dr Delpech.

Phthisie héréditaire. — Huile de foie de morue pancréatique. — Amélioration soutenue.

Melle Caroline C..., âgé de 21 ans, est issue d'un père mort de maladie de la poitrine. Elle est forte et bien constituée et jusqu'à l'âge de vingt ans a joui d'une bonne santé. Mais depuis un an, elle a beaucoup maigri, et tousse d'une petite toux sèche qu'elle attribue à des veilles prolongées : son appétit est presque nul ; les légumes lui causent de la diarrhée. Depuis un mois la toux est devenue plus fréquente, et lorsqu'elle survient après les repas, les aliments sont parfois rejetés. Ses forces l'ont abandonnée ; elle éprouve une douleur persistante entre les deux épaules et ses crachats sont jaunâtres, déchiquetés, striés de sang ; c'est ce qui la décide à entrer à l'hôpital, le 10 mai 1873.

Les pommettes sont vivement colorées, les yeux ont un brillant nacré, le pouls est à 120 ; au sommet droit, matité avec souffle rude et prolongé ; à gauche, respiration normale ; le soir, accès fébrile avec sueurs profuses pendant les premières heures de repos.

Le 11 mai, un vésicatoire est appliqué à droite, au-dessous de la clavicule.

Le 13 mai, vésicatoire en arrière à droite ; huile de foie de morue pancréatique, trois cuillers à café, matin et soir.

Le 17 mai, souffle moins rude à droite ; en avant et en arrière, craquements humides ; les sueurs nocturnes sont moins abondantes, le pouls est à 90, l'appétit est nul. On lui fait prendre trois pilules pancréatiques à midi et trois le soir ; viandes roties, vin généreux.

Le 20 mai, l'appétit se relève, le sommeil est plus calme ; trois cuillers à café, trois fois par jour, d'huile de foie de morue pancréatique, les pilules pancréatiques sont continuées.

Le 25 mai, les aliments sont bien gardés et même demandés ; le pouls est à 80 ; l'expiration est toujours prolongée à droite, mais plus de souffle rude ; les craquements humides sont très-rares.

Le 29 mai, la fièvre est complétement tombée, l'appétit est vif, les chairs sont moins flasques et l'embonpoint tend à reparaître ; la malade marche et se promène ; l'huile de foie de morue pancréatique est seule continuée.

Le 15 juin, elle sort de l'hôpital ; elle vient à la consultation toutes les semaines.

Le 5 juillet, elle présente toutes les apparences de

la santé, l'expiration cependant est toujours prolongée à droite, l'embonpoint revient d'une manière manifeste ; elle continue l'huile de foie de morue pancréatique.

Dans le même service du docteur Delpech, trois malades ne pouvaient supporter l'huile de foie de morue ordinaire, elles prennent l'huile pancréatique Defresne sans répugnance et s'en trouvent très-bien.

OBSERVATION VII.

Communiquée par M. le Dr Martin.

Phthisie au troisième degré. — Huile de foie de morue pancréatique. — Amélioration soutenue.

M. Xavier R..., âgé de trente ans, est doué d'un tempérament nerveux et d'une constitution lympatique. D'un caractère très-impressionable, il éprouva en 1872 des peines morales très-vives. Il se livra alors pour se distraire à un travail excessif ; sous cette double influence, il vit sa santé s'altérer rapidement.

Appelé auprès de M. R... le 15 septembre 1873, je le trouvai au lit et en proie à une fièvre continue. La maladie avait débuté quelque six mois auparavant par une petite toux sèche, opiniâtre, suivie de transpira-

7

tions nocturnes abondantes ; il avait eu quelques hémoptysies qui avaient disparu ensuite.

L'auscultation dénotait de la matité à gauche dans toute l'étendue correspondant au lobe supérieur du poumon ; au même point souffle tubaire et gros râles humides ; à droite, matité au sommet dans la fosse sus-épineuse ; expiration prolongée et quelques craquements humides disséminés.

Le 16 septembre, je fis poser en avant et en arrière un large vésicatoire qui, à quatre fois différentes, dans l'espace d'un mois furent renouvelés. Le pouls était à 145, j'ordonnai 75 centigrammes de sulfate de quinine le soir.

L'appétit est nul ; le peu d'aliments ingérés sont souvent rejetés après un violent effort de toux, l'amaigrissement est profond.

Le 20 septembre, je le soumets à l'huile de foie de morue pancréatique, le malade la prend sans peine et à la dose de six cuillerées à bouche par jour.

Le 22, le sommeil est plus calme ; l'appétit semble se réveiller ; pour le favoriser, je lui fis prendre du quassia amara et de la noix vomique à ses repas.

Le 25, le pouls est tombé à 120.

Le 30, la matité est moins grande à droite, les craquements humides sont rares ; il n'y a pas de changement appréciable à gauche ; l'huile de foie de morue pancréatique est continuée.

Le 10 octobre, le côté droit n'offre plus qu'un peu d'obscurité respiratoire, mais l'expiration est toujours prolongée. A gauche, la matité est moins étendue et se trouve plus en haut ; les râles humides tendent à diminuer ; l'appétit devient bon ; le pouls est à 100 le sulfate de quinine est supprimé, l'huile de foie de morue est élevée à la dose de huit cuillerées à bouche par jour. L'état général s'améliore, les nuits sont calmes, la fièvre tombe graduellement et, vers le mois de mai de l'année suivante, le côté droit ne présente plus rien d'anormal, l'expiration seule est un peu prolongée. La matité existe toujours à gauche, mais seulement sur une surface de cinq à six centimètres, le souffle tubaire est moins rude et les craquements humides moins nombreux. Le malade renaît à l'espérance, il commence à reprendre quelque occupation. Je le revis en janvier 1873 ; la respiration est sensiblement normale à droite ; tout à fait à gauche et en haut, quelques râles secs se laissent percevoir ; en avant, bruit de souffle peu étendu ; la toux est rare et ne vient que le soir à la suite de fatigue ; il n'y a pas d'expectoration ; l'huile de foie de morue pancréatique est toujours continuée ; tout laissse espérer que la maladie restera stationnaire.

OBSERVATION VIII.

Hôtel-Dieu, service de M. Moissenet.

Abcès cervicaux. — Cachexie profonde. — Anorexie complète. — Huile de foie de morue pancréatique. — Guérison.

Jean B..., garçon de recette, âgé de 40 ans, entre à l'Hôtel-Dieu le 7 mai 1873. Il se plaint d'avoir beaucoup maigri dans ces derniers temps et de rejeter tous ses repas. L'auscultation ne dénote rien de particulier; le teint est terreux et livide; les yeux sont mornes et sans vie, les tissus sont décolorés, les muscles flétris, rien n'explique cet état profond de dépérissement; cependant on remarque au-dessous du maxillaire intérieur droit, deux grosses glandes indolentes. A son entrée, le malade est soumis au régime lacté; il rejette cet aliment.

Le 9 mai, en présence de cette intolérance de l'estomac et avec l'intention de le soutenir, l'huile de foie de morue pancréatique est donnée à la dose de trois cuillerées par jour, et est parfaitement digérée.

Le 11 mai, le malade commence à prendre quelque nourriture, il la supporte très-bien; on lui prescrit 50 centigrammes d'iodure de potassium; l'huile de foie de morue est continuée.

Le 15 mai, l'appétit est bon, les glandes prennent du développement, elles sont dures et rénitentes.

Le 17, on perçoit de la fluctuation, les glandes sont ouvertes.

Le 20, le malade se sent mieux; il croit pouvoir suspendre l'usage de l'huile de foie de morue pancréatique; les vomissements reparaissent, il se remet à l'huile susdite.

Le 22, les abcès se ferment, l'état général devient meilleur, le *poil* est plus brillant, le teint s'éclaircit, le convalescent gagne du poids et l'appétit devient très-vif.

Le 30 mai, il quitte l'hôpital et reprend ses fonctions.

OBSERVATION IX.

Hôpital de la Pitié, service de M. le Dr Gallard.

Anémie. — Phthisie au premier degré. — Huile de foie de morue pancréatique. — Guérison.

Marie C..., âgée de 35 ans, est entrée à l'hôpital le 5 mars 1873. Elle habitait un rez-de-chaussée humide et obscur et travaillait constamment à la clarté du gaz. Elle est douée d'un tempérament nerveux; sa santé avait été bonne jusqu'à l'âge de 33 ans, mais depuis cette époque elle est souvent malade et d'une faiblesse extrême; les conjonctives sont pâles et décolorées;

depuis trois mois, elle est inquiétée par une petite toux persistante; le sommeil et l'appétit lui font défaut; elle est oppressée le soir. A l'auscultation on trouve un peu de matité au-dessous de la clavicule à gauche; au même niveau la respiration est rude et l'expiration prolongée.

Le 7 mars, vin de quinquina et fer ; huile de foie de morue ordinaire matin et soir; mais ce dernier médicament lui cause du dégoût et occasionne de la diarrhée.

Le 12, l'anorexie et les symptômes du côté de la poitrine restent stationnaires. On prescrit alors une cuillerée à bouche d'huile de foie de morue pancréatique matin et soir, celle-ci est bien supportée et la diarrhée cesse, le fer est continué.

Le 17, la malade mange avec quelque appétit, elle est moins abattue, les nuits sont plus calmes, la toux diminue, mais il y a toujours de la matité à gauche.

Le 10 avril, l'appétit est vif et impérieux, la toux est rare, l'expiration est moins prolongée, le moral est meilleur ; la malade gagne du poids ; l'huile de foie de morue pancréatique est continuée.

Le 20 avril, la matité est complétement disparue, la respiration est normale, les muqueuses se colorent, l'appétit est bon, la malade prend de l'embonpoint.

Le 30 avril, elle demande à sortir de l'hôpital.

TABLE DES MATIÈRES

9 782019 242404